DE
L'HOMOEOPATHIE,

De sa Doctrine

ET DE SES PRESCRIPTIONS,

Par M. D. DE MONESTROL,

Membre correspondant de la Société gallicane de Médecine
homœopathique de Paris, etc.

—

2me ÉDITION.

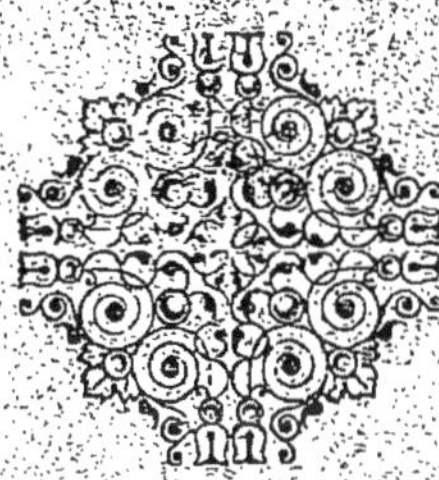

LILLE,

Imp. de Lefebvre-Ducrocq, Place du Théâtre, 36.

1850.

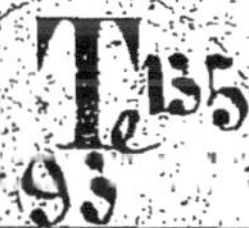

DE
L'HOMOEOPATHIE,
De sa Doctrine
ET DE SES PRESCRIPTIONS.

DE

L'HOMOEOPATHIE,

De sa Doctrine

ET DE SES PRESCRIPTIONS,

Par M. D. DE MONESTROL,

Membre correspondant de la Société gallicane de Médecine
homœopathique de Paris, etc.

2me ÉDITION.

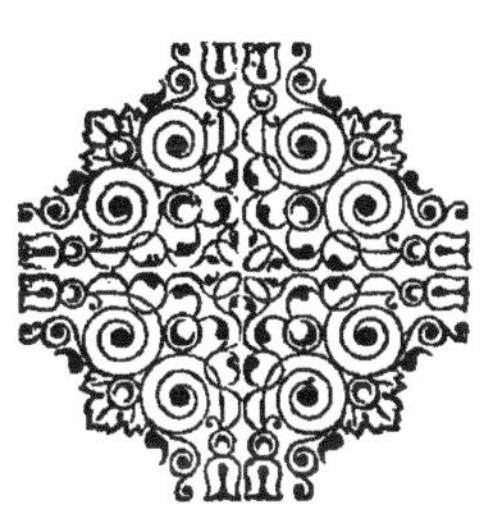

LILLE,

Imp. de Lefebvre-Ducrocq, Place du Théâtre, 36.

1850.

DE

L'HOMOEOPATHIE,

De sa Doctrine

ET DE SES PRESCRIPTIONS.

———

I.

Ce que c'est que l'Homœopathie.

Similia similibus curantur.

La santé est le premier des biens; ou pour mieux dire tout les autres biens ne sont rien sans elle.

Malade, le riche ne saurait jouir des faveurs dont la providence l'a comblé, ni remplir la mission et les devoirs que ces mêmes faveurs et sa position lui imposent; travailler au bonheur des autres et verser sur eux le trop plein des richesses dont il n'est que le dépositaire.

Malade, le pauvre ne saurait gagner sa vie, pourvoir aux besoins de sa famille, s'assurer un abri pour ses vieux jours, remplir les devoirs qui à lui aussi, lui incombent.

Ni l'un, ni l'autre, ne peuvent s'occuper d'agrandir leurs connaissances, d'élever leur intelligence; les souffrances physiques paralysent les élans de l'âme.

Quoi de plus naturel donc que de s'intéresser à tous les progrès que peut faire l'art de guérir? — Nous ne sommes plus au temps où les sciences étaient le privilège exclusif de quelques-uns; où gardées sous des noms mystérieux la connaissance en était interdite aux profanes. Aujourd'hui, la diffusion de toute science est devenue obligatoire, c'est un don dont le savant a seulement le dépôt, mais à la condition de répandre autour de lui, comme la source, les trésors qui lui sont confiés.

La découverte de la vérité n'est pas donnée à tous ; mais tous sont dans l'obligation, quand ils connaissent la vérité, de chercher à la faire connaître aux autres.

C'est dans ce but que ces quelques pages sont écrites.

Il y a soixante ans environ qu'une nouvelle doctrine médicale a surgi ; depuis ce temps elle a grandi chaque jour ; et chaque jour de nouveaux adeptes lui arrivent.

Cependant, dans le monde en général, on ne se forme pas de cette découverte une idée bien précise ; la calomnie use largement de cette circonstance : pour y répondre, ainsi qu'aux objections intéressées des critiques, le meilleur moyen sera peut-être d'exposer simplement, et le plus succinctement possible les bases de la nouvelle doctrine, *les points qui lui sont communs avec l'ancienne médecine, ceux sur lesquels elle en diffère complètement, et ceux qu'elle prétend réformer.*

L'Homœopathie est la doctrine médicale qui a pour base *la loi des semblables.* Elle affirme que la vertu curative des diverses substances médicamenteuses, réside toute entière dans la propriété qu'ont ces substances de produire (à certaines doses), chez l'homme en état de santé, des symptômes *semblables* à ceux que l'on observe dans les affections morbides, contre lesquelles ces mêmes substances peuvent être employées avec succès.

L'Homœopathie ne méconnaît nullement, ainsi qu'on l'a prétendu, les services rendus à la science par les hommes éminents qui se sont occupés, jusqu'à ce jour, d'anatomie, de physiologie et de chirurgie; elle reconnaît au contraire que leurs travaux sont les seuls qui, dans l'art de guérir, constituent véritablement un progrès; et elle les adopte avec autant d'empressement, qu'elle en met à rejeter la thérapeutique de l'ancienne médecine.

C'est à S. Hahnemann que l'on doit la découverte et la formule de la loi des semblables; quoique depuis le commencement du monde peut-être, le principe en fut appliqué, qu'il ait continué de l'être et le soit encore tous les jours, même par les adversaires de l'homœopathie, qui lui apportent ainsi, sans s'en douter, de nouveaux arguments et de nouvelles preuves.

Il est de l'essence d'une loi d'être d'une application générale, sans aucune exception, c'est ainsi qu'est la loi base de l'homœopathie.

S'agit-il de douleurs morales ; c'est en mêlant ses larmes aux pleurs des affligés qu'on les console. C'est en parlant à la mère de la beauté de son ange envolé, qu'on parvient à l'arracher du chevet d'un berceau vide.

Au physique, c'est en frottant avec de la neige ou de la glace pilée, un membre congelé qu'on y ramène la vie; tandis qu'un lit chaud, un bain tiède, la chaleur du foyer occasionnent infailliblement la gangrène et la mort.

C'est avec quelques gorgées d'une boisson *chaude et stimulante*, que l'on ranime le malheureux qui succombe sous l'excès de la chaleur ou l'ardeur d'un soleil brûlant : Alors que la plus petite quantité d'une boisson froide, produirait certainement de mortels désordres.

C'est au moyen du quinquina qui lui-même donne la fièvre à l'homme en santé ; du quinquina que les médecins de l'ancienne école donnent parfois, pour rappeler une fièvre imprudemment coupée, disent-ils ; c'est au moyen du quinquina que l'on traite et guérit certaines fièvres.

La vaccine ne préserve de la variole que lorsque les pustules qu'elle produit sont *semblables* dans leur forme, dans leur période d'incubation, d'éruption, de suppuration et de dessication, aux pustules de la variole elle-même.

Le mercure produit des effets tellement semblables à ceux de la maladie qu'il guérit spécifiquement, que des praticiens exercés s'y trompent.

L'iode donne lieu, par son abus, à l'engorgement des glandes ; et on l'emploie avec succès pour combattre les mêmes engorgements.

M. le docteur Padioleau a proposé, l'année dernière, l'emploi de la *noix vomique* contre les vomissements : or, c'est à la propriété de produire des vomissements, que cette substance doit son nom.

Mais il y a bien longtemps qu'Hippocrate a dit que les *vomitifs guérissaient les vomissements*.

Et plusieurs autres ont vanté les purgatifs comme moyen curatif de la diarrhée.

La *noix vomique* citée plus haut, produit la paralysie ; et les mémoires pleuvent à l'Académie pour prouver les effets curatifs de cette même noix vomique dans les affections paralytiques, etc.... etc.....

On le voit, la loi des *semblables* proclamée par Hahnemann, ne manque pas de preuves. Et c'est un triomphe qui n'appartient qu'à la vérité, d'obliger même ceux qui ne veulent pas la voir à la confesser.

II.

Choix des Médicaments.

On peut définir, la *santé*, l'équilibre complet des forces vitales, d'où résulte la régularité dans les fonctions des divers organes.

Et la *maladie*, la perturbation de ces mêmes forces, produisant comme conséquences, le trouble, le désordre dans une ou plusieurs des fonctions organiques.

Le trouble ou le désordre est alors le signe sensible de l'atteinte reçue par le pouvoir vital.

Guérir, c'est rétablir l'ordre dans les fonctions organiques troublées.

Ainsi, une frayeur, une grande joie subite peuvent produire la syncope; les fonctions du cœur sont troublées; la circulation du sang perturbée, parfois même suspendue.

A la suite d'un violent accès de colère, un ictère survient ; et les symptômes propres à cette affection, nous donnent la preuve que les fonctions du foie, organe de la sécrétion biliaire, sont altérées.

Dans ces deux cas pour guérir il faut : là, rétablir les fonctions du cœur ; ici, celles du foie, afin que le sang et la bile reprennent leur cours.

Mais pour agir sur un organe il faut un médicament dont l'action puisse se faire sentir à cet organe, d'où vient la nécessité de l'expérimentation des médicaments.

Non point l'expérimentation faite, comme l'entend l'ancienne médecine, sur de pauvres malades ; ce qui est une barbarie et une absurdité : une barbarie, car le malheureux qui vous appelle réclame de vous des lumières déjà acquises, et non pas des essais qui peuvent compromettre son existence, ou du moins son retour à la santé ; une absurdité, parce que les premières notions de physiologie nous montrent les perceptions en l'état de maladie, si différentes de celles en l'état de santé, qu'il est imposible d'accorder la moindre certitude à des observations faites dans de pareilles conditions.

Le seul mode d'expérimentation rationnel est donc sur l'homme en santé, et c'est le mode qu'emploi la nouvelle médecine ; là elle observe quels sont les symptômes, les phénomènes qu'une substance médicinale produit, l'organe ou le système d'organes qu'elle affecte principalement, elle en tient note, afin d'employer ensuite cette substance, exclusivement dans les cas où elle convient spécifiquement.

Ainsi l'homœopathie joint à une loi certaine, positive, dans l'administration des médicaments, ou moyen positif et certain de reconnaître la valeur du médicament avant de l'administrer.

Chez elle donc plus de place pour le doute, pour le caprice, ou le système du médecin ; plus de ces contradictions qui font tant de tort à l'ancienne école dans laquelle on est certain, si l'on consulte vingt médecins, de trouver vingt avis différents ; l'un indiquant les saignées et les débilitants, au même malade auquel un autre conseillera les toniques et

les stimulants, un troisième les antispasmo-
diques et les calmants.

La doctrine de Hahnemann est donc ici
l'unité mise à la place de la diversité; la loi
à la place du caprice; la vérité avec sa certitude, mise à la place de l'erreur et de ses
conséquences.

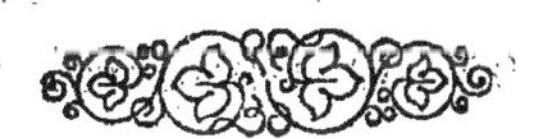

III.

Doses.

Le médicament connu déjà par l'expérimentation sur l'homme en état de santé, étant trouvé par la comparaison des effets qu'il détermine, avec les symptômes de la maladie qu'il s'agit de guérir, la nouvelle médecine enseigne, que ce médicament doit être donné seul, sans autre mélange que celui qui peut avoir lieu avec un excipient non médicamenteux, comme le sucre de lait ou l'eau pure.

Le mélange de plusieurs médicaments est réprouvé par tous les bons esprits, même dans l'ancienne médecine. — Le docteur

Buchan se moque de ses confrères, « qui,
» dit-il, ne mettent plusieurs drogues en-
» semble, que parce qu'ils n'en savent pas
» trouver une qui leur inspire assez de con-
» fiance pour l'administrer seule; pensant
» ainsi faire avec plusieurs ce qu'avec une
» seule ils ne sauraient réaliser. »

Fourcroy est plus explicite encore, il dit:
« que le mélange et la confusion des médi-
» caments est un des plus grands obstacles
» que la médecine ait à surmonter pour son
» avancement; .... on est dans l'habitude
» de prescrire plusieurs substances à la fois
» dans les moindres formules; et lorsqu'un
» médicament composé a produit un bon
» effet, il est impossible de décider à *quelles*
» *substances*, parmi celles qui entrent dans la
» composition, est dû cet effet. Il est donc
» nécessaire de n'employer qu'une substance
» à la fois. »

Après le choix du médicament, la dose à
laquelle il doit être donné, est de la part du
médecin homœopathe, le sujet d'une atten-
tion toute particulière.

D'abord, qu'il soit bien entendu que *l'ho-*

mœopathie comme doctrine, est indépendante tout à fait de la question des doses.

Observer bien exactement tous les symptômes que présente un cas de maladie ; en chercher le remède par la comparaison des effets déjà connus de substances médicamenteuses, choisir parmi ces substances celles dont les effets correspondent entièrement au cas actuel. Voilà la doctrine de Hahnemann *toute entière.*

La question des doses peut être une conséquence, un corollaire de la loi des *semblables*, mais cette loi elle-même, est aussi indépendante de ces conséquences, qu'elle est absolue dans son application.

Le médecin homœopathe emploie de très-petites doses, et cela pour plusieurs raisons:

1° Un médicament est un agent qui possède nécessairement une action plus ou moins perturbatrice à l'égard de l'organisme. Ainsi l'opium, le mercure, la belladone, l'iode, le plomb, le fer, le tartre slibié, le jalap etc.... Donnez des médicaments à haute dose à un homme bien portant, vous le rendrez malade. Quoi de plus naturel donc pour le médecin prudent, lorsqu'il est obligé de donner un médicament, que de le donner à la plus petite dose possible.

2° Que veut-on obtenir d'un médicament? évidemment rien autre chose que la manifestation de son action par la guérison de la maladie à laquelle on l'oppose. Or si pour cela une très-petite dose suffit, à quoi bon en donner une plus grande?...

La question des doses est une question *d'expérience*, contre laquelle aucun raisonnement ne peut avoir de valeur.

Pourquoi ne donne-t-on qu'une grain d'émétique pour faire vomir, et non pas 8 ou 10? Parce qu'on a observé qu'un grain suffisait; et que non-seulement une plus forte dose était inutile, mais même empêchait parfois l'effet désiré de se produire. C'est un fait connu de tous les médecins.

M. Bouchardat dans son annuaire de 1850 page 66, écrit à l'occasion d'un mémoire de M. le docteur Devergie sur l'huile de cade. « Je ne saurais trop reproduire une observation que j'ai faite depuis longtemps : c'est qu'en thèse générale, *plus légère on applique la couche d'huile sur la partie malade, plus on obtient de meilleurs résultats.* »

Une substance ne cesse pas d'être elle-même, parce qu'elle est divisée même à l'infini ; car qui connait les limites de la divison de la matière?

On sait qu'un grain de musc peut donner des émanations assez fortes pour saturer l'air renouvelé tous les jours d'un appartement; et cela pendant un an, sans rien perdre de son poids.

Un seul grain d'indigo dissous dans un hectolitre d'eau, la colore assez pour que dans chaque goutte d'eau, on puisse reconnaître une parcelle de la substance colorante.

Spellanzany a fait des expériences qui prouvent, que certains fluides conservent leur puissance entière, mêmes lorsqu'ils sont mélangés avec plus de deux milliards de fois leur poids d'eau.

Quelle est la forme, et quel est le poids de l'atome pestilentiel qui donne la mort?........ etc., etc.......

Malgré tant de preuves, *malgré l'expérience sur tout*, les adversaires de l'homœopathie accoutumés qu'ils sont à administrer les drogues les plus actives, les plus énergiques, en quantité considérable, ne peuvent se faire à l'idée des petites doses ; il faut bien s'appesantir sur ce sujet puisqu'il est de leur part le motif des objections et des critiques les plus souvent répétées et les plus absurdes.

Ainsi l'un de ces Aristarques, croira avoir trouvé un argument sans réplique, en proposant de prendre à la fois, (et jusqu'à concurrence de la capacité de son estomac,) *sic,* sans en être incommodé, toute une pharmacie homœopathique.

D'abord c'est reconnaître que les médicaments employés par l'homœopathie *ne peuvent pas nuire ;* c'est, on en conviendra, un avantage que l'ancienne médecine ne partage pas avec la nouvelle.

En second lieu, (parlant d'une seule substance, et non d'un mélange, dont nul ne saurait d'avance dire les effets), de ce qu'une dose considérable d'une substance quelconque peut être supportée par un homme bien portant, en résulterait-il la preuve qu'une dose beaucoup plus petite de la même substance, ne saurait avoir d'action en cas de maladie ? voilà sans contredit une étrange proposition.

Pour se servir d'une comparaison aussi vulgaire que l'argument cité : dans l'état de santé, un homme peut prendre sans inconvénient, autant de bon bouillon, de bon consommé, que la capacité de son estomac le permet ; en résulte-t-il la preuve que dans une autre circonstance, quelques cuillerées seulement de ce même consommé, ne puissent rappeler à la vie un pauvre mourant ?...

Qui ne sait donc que dans aucun cas, on ne peut comparer l'état de santé à celui de maladie, lorsqu'il s'agit des sensations ou des susceptibilités des nos organes.

Un homme presque sourd hier, insensible aux bruits les plus aigus, tombe malade, et l'on ne peut parler, marcher dans sa chambre sans lui faire éprouver d'atroces douleurs, et lui faire jeter les hauts cris...

Un autre était fort, robuste, énergique, et le voilà maintenant qui tombe en syncope, entre en convulsions, parce qu'on approche de lui avec une fleur odorante à la main...

L'ophthalmique ne saurait aujourd'hui, endurer le moindre rayon de ce jour qu'il recherchait hier avec bonheur.

Et que sont donc ce léger bruit, ce parfum fugitif, ce rayon lumineux pour l'homme bien portant?... Il en est de tout ceci comme des médicaments employés par le médecin homœopathe, celui qui jouit d'une bonne santé pourrait certainement en prendre sans en être incommodé, de larges doses; mais vienne la maladie, avec elle se développera bientôt cette susceptibilité dont on dirait que l'ancienne médecine ne se doute pas, et les atômes auront acquis une puissance qui saura bien se manifester.

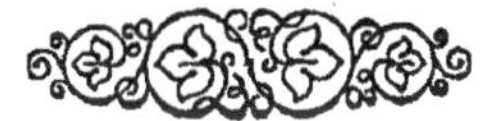

IV.

Parallèle entre les deux médecines.

Deux doctrines médicales se partagent le monde, l'une désignée sous le nom d'allopathie, sans loi positive pour se guider, marche depuis des siècles presqu'au hasard ; tiraillée en tout sens par ses propres sectaires, et les systèmes les plus opposés. On la voit tour-à-tour expectante avec HIPPOCRATE ; soi-disant rationnelle avec GALIEN ; spécifiste avec PARACELSE et VANHELMONT ; humoriste, ou solidiste ; ne voyant que *stimulus* et *contra-stimulus* avec BROWN et RASORI, ou qu'inflammations avec BROUSSAIS ; spiritualiste avec STHAL et BARTHÉS; matérialiste avec tant d'autres, etc... Obligée de se contenter pour corps de doctrine, des préceptes les plus opposés,

puisque chacun les a donnnés selon son système.

Jugée par les plus éminents de ses enfants,
et dans son ensemble et dans sa matière médicale.

Forcé d'enregistrer avec l'histoire ces pa-
roles de l'illustre Boerhaave : « si l'on vient
» à peser mûrement le bien qu'a produit aux
» hommes une poignée de vrais disciples
» d'Esculape, et le mal que l'immense quan-
» tité des docteurs de cette profession a fait
» au genre humain depuis l'origine de l'art
» jusqu'à ce jour, on pensera sans doute *qu'il*
» *serait plus avantageux qu'il n'y eut jamais*
» *eu de médecins dans le monde.* » (Inst.
méd. p. 107).

Celles de Broussais : « La médecine a été
» plus nuisible qu'utile à l'humanité. »

Et celles de Bichat. « On dit que la pra-
» tique de la médecine est rebutante; je dis
» plus, elle n'est pas sous certains rapports
» dignes d'un homme raisonnable, quand on
» en puise les principes dans la plupart des
» matières médicales. » etc., etc,..

Sans loi pour se guider, avons-nous dit,

car on ne saurait considérer le système des *contraires* comme une loi, puisque bien loin d'être générale, son application n'est comme on l'a vu par les preuves fournies, en faveur de la loi des semblables, que très-exceptionnelle. — Ne marchant qu'escortée d'un appareil de tortures, qui eut fait honneur aux tourmenteurs du moyen-age; fer rouge, moxas, cautères, setons, vésicatoires, saignées, sangsues, potions aussi repoussantes à la vue que dégoûtantes et nauséabondes; tout cela, instruments, avec lesquels BARTHEZ prétend: « que le médecin frappe aussi sou
» vent sur le malade que sur la maladie. »

Ne sachant guérir qu'en mettant le pauvre patient au supplice; et calmer une douleur qu'en stupéfiant le système nerveux avec de l'opium; comme on stupéfie un animal d'un coup de massue pour l'empêcher de se débattre et de crier.

Laissant après chaque traitement, des traces trop souvent ineffaçables de son passage meurtrier; toujours cet état de langueur, de faiblesse que l'on nomme convalescence et qui est dû certainement tout autant aux émissions sanguines, aux purgatifs débilitants, au traitement enfin qu'à la maladie...

Et encore que de malheureux sur lesquels *elle a tout essayé!!!*... et qu'elle a *abimé de remèdes* sans les guérir!

L'autre doctrine est celle dont l'exposé a été le sujet de nos premières pages; l'*homœopathie*, se distingue de sa rivale, on l'a vu, par la possession d'une loi positive, celle des *semblables*; loi si naturelle qu'on la trouve écrite partout; loi dont ses adversaires mêmes sont obligés de reconnaitre la vérité, puisqu'ils y ont si souvent recours. Loi d'unité qui ne laisse place à aucune discidence; et qui par ses corollaires conduit à un traitemènt plus prompt, plus certain, mille fois plus doux que celui de l'ancienne école.

Ici plus de tortures, plus de saignées, ou de vomitifs, si ce n'est pour se débarrasser d'un obstacle matériel; plus de ces masses de drogues, dont l'administration s'est trouvé si souvent, avoir des résultats pires que ceux qu'on pouvait craindre de la maladie; mais des médicaments faciles à prendre, agissant puissamment quoique sans secousses, ne laissant après eux, ni effet toxique, ni convalescence interminable, dans laquelle trop souvent le pauvre travailleur a vu s'achever la ruine commencée pendant la maladie.

Enfin pour terminer ce parallèle, partout où l'homœopathie a été employée, partout la statistique a constaté ses avantages sur sa rivale.

Dans les épidémies du choléra, où la moyenne des pertes de l'ancienne médecine a été de 50 à 60 pour cent, l'homœopathie n'a jamais eu le malheur d'en perdre 20.

Dans les maladies aiguës, la proportion en faveur de l'homœopathie est presque de la moitié.

Et dans les maladies chroniques, nombre de malheureux abandonnés comme incurables lui doivent journellement le rétablissement de leurs forces et la santé.

V.

Hygiène, diète et régime.

L'hygiène est par elle-même absolue et n'appartient pas plus dans ses préceptes généraux à un système qu'à tout autre.

Ainsi éviter les excès en toutes choses; observer la propreté sur sa personne et dans ses vêtements ; ne pas dormir ou séjourner dans les lieux humides, mal aérés, au voisinage d'émanations délétères, etc., tout cela est indépendant de toute doctrine médicale. Mais il est en outre quelques préceptes particuliers auxquels l'homœopathie attache une certaine importance, sans prétendre pour cela les revendiquer exclusivement. On les trouvera ci-après.

Ne pouvant s'empêcher de reconnaître les

succès obtenus par les médecins homœopathes, on a prétendu attribuer ces succès *en entier*, au régime prescrit avec tant de soin, dit-on, à chaque malade.

D'abord, s'il est possible de guérir les maladies avec seulement un régime, pourquoi l'ancienne école n'abandonne-t-elle pas tout son attirail de tortures pour s'en tenir au régime seulement? s'il est possible de guérir avec un régime sagement prescrit, comment se fait-il que l'ancienne école soit restée si longtemps sans s'en apercevoir? aurait-elle attendu l'homœopathie pour faire cette découverte?

Il y aurait dans un semblable aveu, trop de modestie de la part de nos adversaires; puis il est trop malheureusement vrai, que le régime, bien que partie essentielle de tout traitement, ne saurait le remplacer en entier: soit que la maladie étant le produit d'un virus, d'un miasme, d'un poison, ne puisse céder qu'à l'antidote spécifique convenablement administré; soit que la rapidité de sa marche, rende illusoire tout ce que l'on pourrait attendre d'un moyen dont l'action ne peut se manifester qu'à l'aide d'un temps plus ou moins long.

Le régime prescrit par les médecins homœopathes ne guérit donc pas, mais aide et favorise la guérison.

Il ne peut être dit que peu de chose du régime en l'état de santé ; il faudrait d'ailleurs entrer dans des détails que cette esquisse ne comporte point ; car il peut subir tant de modifications, selon l'âge, le sexe, la constitution, les occupations journalières, etc., etc.

Généralement on peut dire du sommeil, qu'il doit être suffisant pour rétablir les forces, et que, prolongé au-delà, il énerve, engourdit, rend le corps et l'esprit paresseux, et de plus prédispose aux affections congestionnelles et inflammatoires.

L'enfant a besoin de plus de sommeil que l'homme fait, et celui-ci que le vieillard.

Les jeunes gens des deux sexes ne doivent coucher dans des lits ni trop chauds ni trop mous ; ils doivent se lever dès qu'ils s'éveillent ; pour tous, c'est une bonne coutume que de se coucher et de se lever de bonne heure.

L'exercice est de première nécessité; il doit être pris en plein air autant que possible. Rien ne saurait être plus meurtrier que la mauvaise habitude d'aller passer dans un café, dans un estaminet ou dans tout autre lieu où l'on est assis, dans une atmosphère viciée par mille émanations diverses, et la respiration d'un certain nombre de personnes, les heures qui restent au négociant, à l'homme de cabinet, à l'employé, à l'ouvrier des fabriques, après le travail de la journée.

Nourriture: *User de tout, et n'abuser de rien,* est un précepte général. L'homme dans un état de santé parfaite, doit pouvoir user de tout ce que Dieu a destiné à l'alimentation de son espèce, dans de justes mesures, sans en souffrir. Cependant, il existe des constitutions particulières pour lesquelles certaines choses sont nuisibles, c'est à chacun de s'observer à ce sujet, et d'être assez raisonnable pour s'abstenir.

L'enfant a besoin d'une nourriture saine, abondante sans être excitante.

L'adulte, celui qui travaille, doit trouver dans son alimentation les moyens de parer à

une déperdition de forces plus ou moins considérable.—La nourriture destinée à l'homme
de cabinet doit être plus légère que celle destinée à l'ouvrier des champs ou des ateliers.
Chez celui-ci un peu plus de dépense en pot-
au-feu de viande de boucherie, et un peu
moins à l'estaminet, serait pour sa famille et
pour lui-même une utile réforme.

Le vieillard a besoin de moins d'aliments,
mais il les lui faut plus toniques, etc.

Boissons: Dans l'enfance de l'eau pure; chez
l'adulte du vin coupé avec de l'eau ou de la
petite bière. Pour les vieillards le vin géné-
reux et pur, mais toujours en sage quantité.

Les vêtements doivent être en rapport avec
les saisons; dans les climats brumeux les
vêtements de laine, plus ou moins légers,
sont les meilleurs; ce sont ceux aussi qui
exigent les soins d'une propreté plus minu-
tieuse.

Doit-on parler des lotions habituelles, des
bains de temps en temps, etc?...

Les soins de la bouche méritent une atten-
tion spéciale, on doit se rincer la bouche
matin et soir, ainsi qu'après les repas; le

soir surtout, on débarrasse ainsi la bouche et les dents, de substances qui par leur séjour pendant le sommeil, ou pendant la nuit, (8 à 10 heures) acquièrent une espèce de putridité et prédisposent aux diverses affections gastriques.

Si les généralités suffisent dans l'état de santé, il n'en est pas de même en cas de maladie : ici deux indications sont à remplir :

1° Eloigner du régime du malade tout ce qui pourrait entraver ou empécher l'action des médicaments.

2° Prescrire ce qui convient actuellement au malade, eu égard à son affection, à son âge, son sexe, sa constitution, le plus ou moins de gravité de son état, les accidents qui sont à prévoir, les crises ou réactions qu'on veut favoriser.

Cette seconde partie ne saurait être écrite d'avance, c'est au lit du malade et par le cas actuel qu'elle sera inspirée au médecin.

La première, qui consiste à éloigner du régime tout ce qui pourrait entraver ou empêcher l'action des médicaments en général, et qui peut suffire la plus part du temps dans le maladies chroniques, se divise en choses défendues ou permises.

Parmi les choses défendues se rangent, toutes les substances médicamenteuses, autres que celles prescrites actuellement au malade; toutes les pratiques de l'ancienne école: potions, pilules, juleps, tisanes, fomentation, etc., application d'emplâtres, vésicatoires, mouches, sinapismes, etc. — Toutes les substances qui bien qu'employées dans l'alimentation ordinaire, participent de près ou de loin aux propriétés médicamenteuses; ainsi les épices et aromates, tels que poivre, canelle, girofle, muscade, safran, vanille, etc. —Parmi les légumes: les oignons, les aulx et les poireaux; les artichaux, les cardes, le céleri, le persil; les salades, laitues, chicorées, pourprier, etc.

Les acides de toute espèce.

Les viandes et poissons salés ou fumés; les pâtisseries; les chairs d'animaux trop jeunes, et celles surchargées de graisse ou d'huile, porc, canard, oie, etc.

Enfin le café, le thé; les boissons stimulantes ou spiritueuses, etc.

Parmi les choses permises, se trouvent par contre, toutes les substances purement alimentaires :

Presque tous les légumes cuits ; les viandes de bœuf, mouton, volaille ; le gibier frais, les poissons ; le laitage ; les œufs, les fruits cuits ou bien murs, etc.

Pour boisson, l'eau pure, l'eau sucrée, le vin mélangé de trois quarts d'eau ; la petite bière pour les personnes qui y sont accoutumées depuis longtemps, etc... Enfin l'eau édulcorée avec les sirops de gomme, de cerises ou de framboises..

La chambre où demeure, où couche le malade, sera tenue propre et bien aérée ; la température en sera plutôt fraîche que trop chaude ; on en éloignera avec soin toute espèce d'odeur aromatique ou médicamenteuse, musc, camphre, etc..

Le corps du malade sera tenu très-propre, au moyen de lotions tièdes répétées aussi souvent que besoin sera.—Son linge sera fréquemment renouvelé, etc....

Enfin on évitera tout ce qui pourrait l'impressionner trop vivement, l'agiter ou lui

être pénible. — Les malades sont parfois
irritables, fantasques, bourrus; il faut avoir
près d'eux beaucoup de patience; pour leurs
souffrances beaucoup de pitié; pour leurs
caprices beaucoup d'indulgence; et pour eux
même une profonde affection.

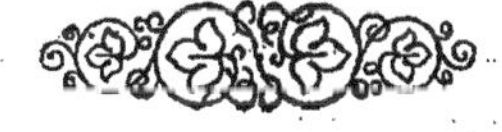

VI.

Influences morales.

Le chapitre précédant contient à peu près
toutes les prescriptions, que l'on peut for-
muler en quelques mots, soit pour éloigner
des malades les influences nuisibles, soit
pour les placer eux-mêmes dans les conditions les plus favorables à l'action des médicaments.

Mais pour celui qui connaît le cœur de
l'homme, il est d'autres influences bien plus
puissantes que les influences matérielles : ce
sont les influences morales. Ici, il faudra
bientôt faire aveu de l'impuissance de toutes
substances médicamenteuses, atômes ou
doses massives, quelle que soit la méthode
suivie dans leur administration, si un pou-

voir bien autrement grand ne vient à leur aide.

Ce malheureux au regard sombre, aux yeux jaunes, dont la teinte ictérique révèle une affection profonde du foie, doit sa maladie, ou la voit entretenue par une jalousie sans bornes, une haine envenimée contre l'un de ses frères : et cette haine, cette jalousie qui sont l'obstacle contre lequel viennent se briser les prescriptions les plus sages, qui pourra les éteindre si la religion ne vient apporter son puissant secours à la science en défaut? — Mais qu'au nom d'un Dieu d'amour et de pardon, ce cœur ulcéré s'ouvre à l'affection, à la charité, et l'on verra se dissiper les symptômes les plus menaçants; la paix du cœur aura bientôt ramené la santé.

Abîmée dans sa douleur, que pourraient toutes prescriptions matérielles pour cette pauvre femme au cœur brisé, si la religion ne vient rendre un peu d'énergie à son âme, par l'espérance d'une autre vie, dans laquelle l'ami ne sera jamais éloigné de son ami, dans laquelle le fils ne sera jamais séparé de sa mère.

Et cette jeune fille qui, depuis quelque temps, fuit les regards de tous, pour aller seule dévorer dans des livres qu'elle a su soustraire à la vigilance maternelle, le poison que le génie du mal a mis au fond d'une coupe emmiellée; son regard est devenu terne, ses joues et ses lèvres, pâles maintenant, ne brillent plus des vives couleurs de la jeunesse et de la santé; une apathie inconcevable a remplacé chez elle la gaîté et l'activité de la veille; tout l'attriste, tout l'ennuie, tout la fatigue; son appétit a disparu, ou bien est devenu fantasque comme son imagination. Qu'il sera difficile de la guérir, et de prévenir ces affections nerveuses contre lesquelles viennent si souvent échouer les plus savantes prescriptions, si la religion ne vient montrer à cet enfant près de s'égarer, le serpent caché sous les fleurs; si la religion ne vient lui dire que le bonheur ne saurait se trouver dans des rêves; que Dieu ne mit pas au fond de nos cœurs une source inépuisable d'affection, pour la perdre à la suite d'êtres imaginaires, mais plutôt pour la répandre sur ceux qui nous entourent, et qui tous ont besoin de

cette affection, les uns parce qu'ils nous
aiment, les autres parce qu'ils souffrent ou
sont malheureux.

Qu'à cette voix puissante, l'amour de ses
devoirs, le désir d'études sérieuses ou réelles
revienne prendre la place usurpée par des
fantômes ; l'organisme malade reprendra
bientôt aussi son énergie, sa force de réac-
tion ; et quelques jours d'une médication
sagement étudiée, suffiront pour obtenir une
guérison qui se fut fait attendre des années
peut-être ; bien heureux encore si les désordres, conséquence absolue de fonctions
trop longtemps perturbées, ne l'avaient alors
rendue tout-à-fait impossible.

Ce n'est pas seulement dans les maladies
que les secours de la religion montrent leur
efficacité ; la religion peut encore prévenir
ces mêmes maladies et nous en préserver.
Que d'hommes qui ne doivent leur santé et
leurs forces, qu'à l'influence des sentiments
religieux dont une mère tendre et prévoyante
avait mis le germe dans leurs jeunes cœurs.

Que la science s'incline donc devant
cette puissance du ciel, et ne se consi-

dère plus que comme son auxiliaire.

A elle qui peut nous abriter contre le mal ; le guérir quand nous en sommes atteints ; et qui nous donne encore espérance et résignation, lorsque la main de Dieu s'appesantit sur nous.

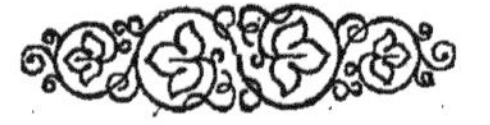

Conclusion.

Avant de finir un mot encore, pour répondre à ceux qui demandent, pourquoi malgré ses succès, l'homœpathie n'est point déjà
adoptée par les écoles de médecine et les
académies : pourquoi ?...

Parce que ce n'est qu'à travers mille obstacles et mille entraves de toute sorte, que
la vérité et le progrès peuvent se faire jour
sur notre pauvre terre.

Fort heureusement, les décisions des *corps
savants* ne sont pas articles de foi. Que de
systèmes ils ont acceptés, qui sont aujour-
d'hui tombés dans l'oubli ; combien de décou-
vertes ils ont repoussées, et dont il a bien

fallu plus tard reconnaître le mérite et la valeur !...

Sans rappeler les exemples de COLOMB, de GALILÉE, d'HERVEY, etc.... Lorsque le quinquina fut apporté en Europe et préconisé comme *fébrifuge-spécifique*, toutes les académies s'émurent, les foudres de la science ne suffisant pas, on en vint à obtenir un arrêt du parlement contre l'*écorce du Pérou*. — Et maintenant, quel est le médecin, de cette même école qui proscrivait le quinquina, qui voudrait se priver de son puissant secours ?...

Lorsque JENNER proposa de substituer la vaccine à l'inoculation de la variole, ne fut-il pas mis, lui et ses sectateurs. au ban de l'humanité? les accusations les plus graves, même celle d'empoisonnement, lui furent-elles épargnées ?.... Aujourd'hui, pour entrer dans une école de l'état, il faut produire un certificat de vaccine ; et les académies et l'état récompensent à l'envi la propagation de la découverte mise à l'index le siècle dernier.

Que peut donc prouver maintenant, soit l'opinion individuelle de quelques membres de l'académie de médecine ; soit même la décision qu'elle peut prendre en corps à l'occasion d'une nouvelle doctrine?

Ce que prouvent les deux faits que nous venons de citer entre mille.

A savoir, que sans cesser de respecter comme réunion de talents et d'hommes de mérite, l'académie de médecine, on peut appeler de ses arrêts

Au temps et a l'académie mieux informée.

F I N.

Lille. Imp. de Lefebvre-Ducrocq.

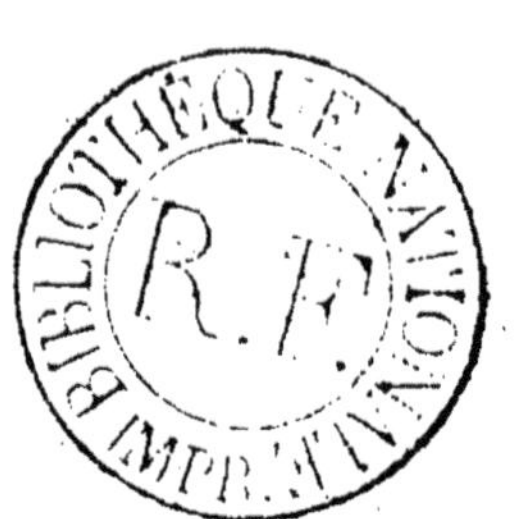

TABLE.

Lille. Imp. de Lefebvre-Ducrocq.